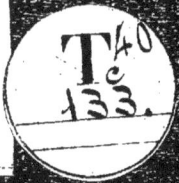

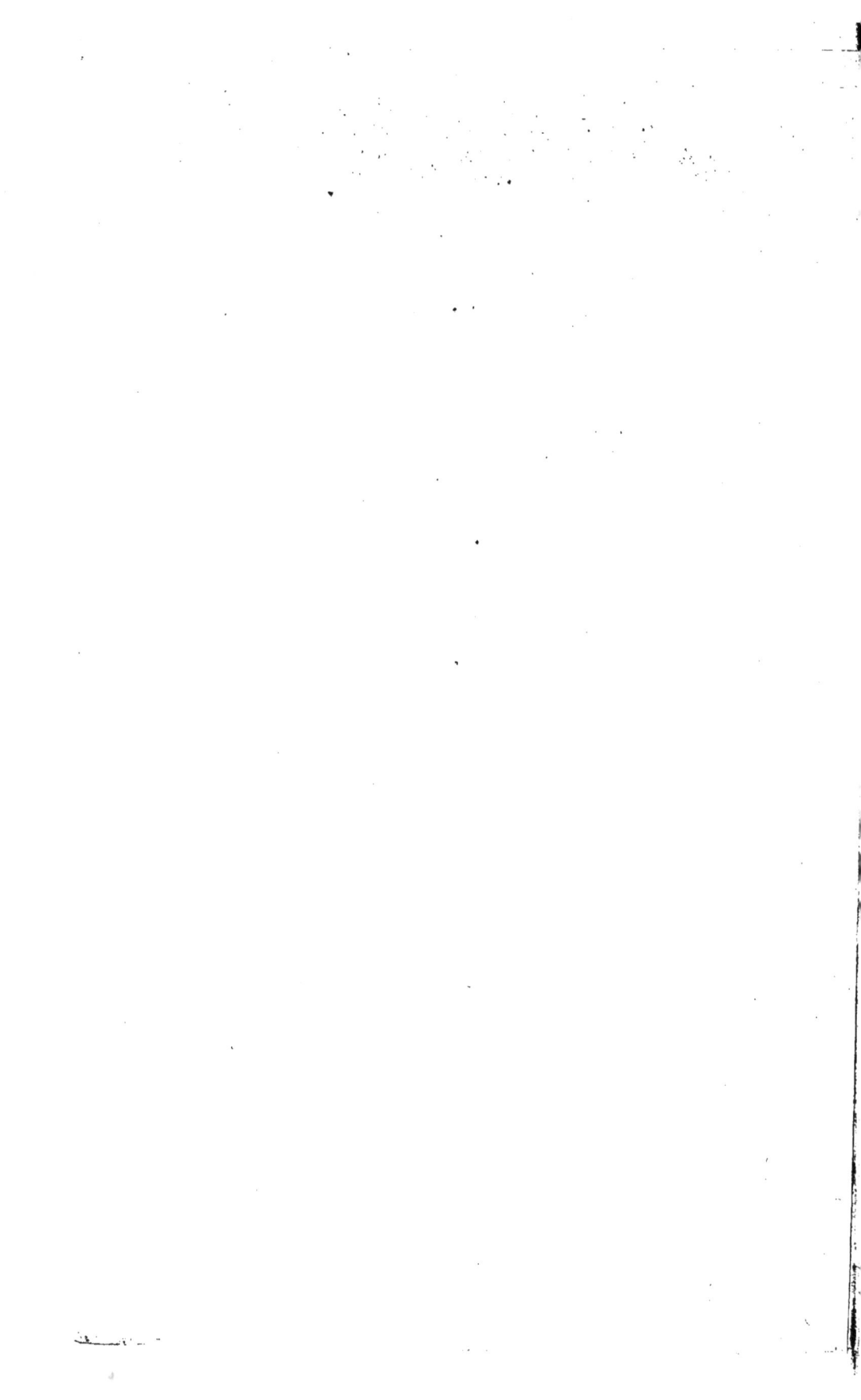

DE L'ORGANISATION

DE

L'HYGIÈNE PUBLIQUE

PAR

M. DECAIX-MATIFAS

Lecture faite à l'Assemblée générale de la Société industrielle d'Amiens
le 6 Avril 1884.

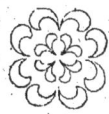

AMIENS

IMPRIMERIE TYPOGRAPHIQUE ET LITHOGRAPHIQUE T. JEUNET,

45, RUE DES CAPUCINS, 45.

—

1884

DE L'ORGANISATION

DE

L'HYGIÈNE PUBLIQUE

PAR

M. DECAIX-MATIFAS

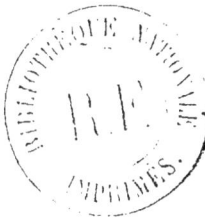

Lecture faite à l'Assemblée générale de la Société industrielle d'Amiens
le 6 Avril 1884.

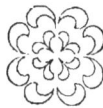

AMIENS

IMPRIMERIE TYPOGRAPHIQUE ET LITHOGRAPHIQUE T. JEUNET,

45, RUE DES CAPUCINS, 45.

—

1884

DE L'ORGANISATION

DE

L'HYGIÈNE PUBLIQUE

PAR

M. DECAIX-MATIFAS.

*Lecture faite à l'Assemblée générale de la Société industrielle d'Amiens
le 6 Avril 1884.*

MESSIEURS,

L'une des questions qui ont eu le privilège en ces derniers temps d'attirer sur elles l'attention générale, c'est sans contredit *l'hygiène publique.*

De toutes parts, législateurs, savants, hygiénistes, se sont mis à l'œuvre, accumulant tous les moyens susceptibles d'entretenir ou d'améliorer la santé des populations, préparant les projets les plus propices à la conservation de la salubrité publique.

Il s'en faut de beaucoup cependant que cette grave question n'ait été l'objet de préoccupations qu'à notre époque, car aussi loin qu'on peut remonter dans l'antiquité, on retrouve des traces des soins continuels qui y étaient apportés.

Sans parler des livres de Moïse qui sont remplis de règles d'hygiène, ni même des habitudes hygiéniques des Grecs, n'est-il pas juste de rappeler les travaux considérables de l'ancienne Rome dont on voit encore les vestiges. Ces bains, dont l'application était même exagérée ; ces égouts, ces aqueducs, et ces approvisionnements si bien aménagés prouvent l'importance qu'attachaient les Romains à tout ce qui touchait à l'état sanitaire. Aussi, dans chaque cité, un magistrat était spécialement chargé du département de l'*hygiène*.

Mais vint l'invasion des peuples barbares, puis après les désordres et les guerres continuelles du moyen-âge. Il y eut alors non seulement un temps d'arrêt dans la pratique des mesures d'hygiène et d'assainissement, mais un abandon presque complet de tout ce qui avait été fait. Toutes les populations, agglomérées sous la protection des châteaux forts ou dans l'enceinte resserrée des villes, parquées dans un dédale de rues étroites et infectes, étaient logées dans des habitations malsaines, dépourvues d'air et de lumière. Il y avait un manque absolu de propreté : de là ces pestes terribles, ces lèpres hideuses qui ont décimé les populations.

Mais avec les développements de la civilisation, avec les découvertes de la science, ces prescriptions hygiéniques, délaissées depuis trop longtemps, reprennent faveur ; et après de longs tâtonnements et une lutte pénible contre de nombreux préjugés, nous voyons enfin reprendre ces salutaires traditions de l'ancienne civilisation romaine.

De grandes percées sont exécutées à travers les villes, des travaux gigantesques sont accomplis pour débarrasser chaque agglomération d'individus des miasmes et des germes morbides si difficiles à combattre. C'est alors qu'apparaissent les premières tentatives de réglementation de l'hygiène. Sans nous arrêter à toutes les transformations qui se sont succédé, examinons, si vous le voulez bien, les bases actuelles de cette branche de l'administration en France.

Un Conseil d'hygiène fut d'abord institué par arrêté du Préfet de police du 6 avril 1802. Sa mission était d'éclairer, à l'aide d'études et de rapports, l'administration centrale sur tout ce qui concernait les boissons, les épizooties, les établissements et ateliers insalubres et sur toutes les matières soumises à son examen. Par arrêté du 24 décembre 1822, ses attributions s'étendent à tout ce qui intéresse la voie publique.

A partir de ce moment, l'élan est donné : les questions d'hygiène sont à l'ordre du jour, de nombreuses mesures d'amélioration sont adoptées.

On arrive alors au décret du 18 décembre 1848 qui crée un Conseil d'hygiène départemental siégeant aux chefs-lieux de département. Ce même décret prescrit l'institution d'un Conseil d'hygiène par arrondissement et l'arrêté ministériel du 15 février 1849 autorise les préfets à nommer, dans chaque canton, des Commissions d'hygiène remplissant près des municipalités le même rôle que les Conseils d'hygiène près de l'autorité administrative.

Enfin, un Conseil consultatif d'hygiène publique près le ministère de l'agriculture est constitué par décret du 7 octobre 1879 et remplace, avec des attributions plus étendues, le Conseil d'hygiène de 1802.

A côté de ces Comités, des institutions locales ont été créées, telles que la Commission des logements insalubres, par la loi du 13 avril 1850, la Commission d'inspection des enfants du premier âge par la loi du 23 décembre 1874, etc.

Tous ces Conseils, toutes ces Commissions dont la création est un progrès assurément, fonctionnent-ils régulièrement ; leurs pouvoirs sont-ils suffisants ; exercent-ils, en un mot, l'action bienfaisante qu'on est en droit d'attendre d'eux ?

Le rapport de M. le docteur Vallin, lu au Conseil consultatif d'hygiène sur les travaux de ces diverses institutions pour 1879 nous renseigne sur ces questions.

Il nous apprend que quarante et un Conseils départementaux eulement avaient répondu aux instances de l'autorité supérieure par l'envoi de documents; et encore neuf d'entre eux n'avaient produit « *que des procès-verbaux nuls, ne contenant que les dates des séances, les noms des membres présents, et les titres des questions discutées* ». Dans plusieurs départements, les séances étaient rédigées par un expéditionnaire de la Préfecture malgré l'article 12 du décret du 18 décembre 1848 qui prescrit à chaque Conseil de signer et rédiger ce travail. A côté du zèle et de l'activité déployés par quelques Conseils, vous pouvez apprécier toute l'insuffisance des autres.

En temps ordinaire, il est certainement possible à ces Comités de se livrer à des études sur tous les points intéressant l'hygiène publique : inspection des pharmacies, drogueries, épiceries, rapports sur la vaccine, sur les eaux minérales, sur les conditions sanitaires des ateliers, etc. ; d'utiles indications peuvent ainsi être portées à la connaissance de l'autorité compétente. Mais en cas d'épidémie, ils sont loin d'offrir la même efficacité. Leur action ne se manifeste que toujours trop tardivement sans que pourtant on pût leur en imputer la faute. Les premières mesures à prendre sont en effet réglées par une circulaire ministérielle qui date du 30 septembre 1813, suivant laquelle, à l'apparition d'une épidémie dans une commune, le Maire doit en avertir sans retard le Sous-Préfet, lequel doit sur-le-champ dépêcher le médecin des épidémies de l'arrondissement.

Pendant l'exécution de ces diverses prescriptions, le fléau a continué sa marche envahissante et destructive, et le Conseil d'hygiène n'est officiellement saisi de la situation que lorsque de nombreuses victimes ont succombé.

Rencontre-t-on plus d'activité de la part des Commissions des logements insalubres? Quelques chiffres vous en feront juges. La loi du 13 avril 1850 qui en indiquait la formation, en faisait seulement une *mesure facultative*. Aussi le nombre de ces Commissions, qui était de cinq cents seulement en 1858, s'était abaissé à neuf en 1878. MM. Napias et Martin, à qui j'emprunte ces chiffres, ajoutent que celles de Lille, Nancy, Bordeaux seules fonctionnent bien.

Cet état de choses a fait bientôt surgir divers projets de loi parmi lesquels on peut citer ceux de M. le député Martin Nadaud et de M. Emile Laurent, président du Conseil de Préfecture de la Seine. Ces projets s'accordent sur un point fondamental : l'obligation d'une Commission des logements insalubres à chaque commune.

On est autorisé à dire avec Brouardel, Président de la Société de Médecine publique et d'Hygiène professionnelle de Paris, que « parfois, notamment en 1848, on a créé des organes « destinés à parer à toutes les nécessités : Comité consultatif au « Ministère du Commerce, Conseils d'hygiène dans tous les « départements, lazarets, Inspection des épidémies, nous pou- « vons nous glorifier de posséder tous ces organismes, mais ils « ne servent que peu, parce que leurs efforts, leurs travaux sont « pour ainsi dire stérilisés faute d'une direction d'ensemble. »

Cet inconvénient généralement reconnu aujourd'hui doit disparaître à bref délai, une heureuse émulation a succédé à cette espèce de torpeur, qui laissait les populations dans une indifférence dangereuse vis-à-vis des précautions indispensables à la santé générale.

L'opinion publique a été mise en éveil depuis le premier Congrès d'hygiène tenu à Bruxelles ; de nombreux travaux scientifiques ont été le point de départ d'applications utiles ; plusieurs projets présentés par des hommes compétents, tels que la loi sur la protection des enfants du premier âge par M. Th. Rousselle, et la loi sur la police sanitaire des animaux de M. Bouley, ont été adoptés.

Cependant le pouvoir sanitaire central et l'organisation départementale n'ont pas été favorisés d'améliorations considérables jusqu'alors ; les progrès réalisés au point de vue de la salubrité sont dus surtout aux efforts des municipalités.

Et encore faut-il reconnaître que l'impulsion ne nous est pas venue de ce côté, mais bien de l'étranger. En effet, les premières modifications tentées dans l'organisation des services médicaux et hygiéniques ont consisté dans une centralisation de ces services qui fut essayée par le Conseil communal de Bruxelles.

Sous le titre de « Bureau d'hygiène » une véritable administration a été inaugurée par M. le docteur Janssens.

On n'en saurait mieux apprécier l'importance qu'en relisant le récit d'une visite effectuée au Bureau d'hygiène de Bruxelles par M. le docteur Gibert, délégué par le Conseil municipal du Havre en 1878 pour en étudier le mécanisme.

« Le Bureau d'hygiène, dit-il, représente une administra-
« tion minutieuse, qui a réussi, dans un intérêt général de
« salubrité publique à tout savoir, à tout voir, à tout inspecter.
« Rien n'échappe à sa sollicitude, rien à sa surveillance : hôpi-
« taux, maisons de santé, écoles communales, écoles congréga-
« nistes, écoles libres, rues, impasses, égouts, maisons et
« ménages ; naissances, décès, état civil contrôlé ; vaccine et
« vaccination, police des établissements dangereux, insalubres
« ou incommodes ; mesures de désinfection en cas d'épidémie,
« d'épizootie ; rapports médicaux de toute espèce pour les pen-
« sions, les exemptions de service, etc., etc. »

Cette concentration a pour résultat de renseigner à tout instant sur sa situation l'administration d'une grande ville et de lui faciliter les mesures préventives à prendre en toutes circonstances, surtout lorsqu'une épidémie est à craindre.

M. le docteur Henrot, dans un rapport qu'il présentait au Conseil municipal de Reims pour l'établissement d'un Bureau d'hygiène, faisait admirablement ressortir l'inconvénient de la division des services de salubrité en une foule de Comités, de Commissions sans cohésion, opérant séparément et déployant souvent beaucoup d'activité sans pouvoir atteindre un but sérieux.

M. Henrot, guidé par une longue expérience, ne manquait pas d'appuyer l'urgence d'une direction unique par des exemples parmi lesquels le suivant est absolument concluant :

« Il n'y avait pas eu de variole depuis 1870 à Reims, disait-il,
« lorsqu'une italienne ambulante, atteinte de cette maladie,
« fut recueillie à l'Hôtel-Dieu et succomba ; bientôt vingt-six
« personnes qui l'avaient approchée et qui toutes étaient à
« l'Hôtel-Dieu, comme infirmiers ou malades furent atteintes :
« puis des imprudences commises transportèrent l'épidémie
« dans un faubourg, de là dans tous les quartiers, atteignit
« plus de mille personnes et en fit périr près de trois cents. Si,
« dès le début, fit remarquer M. Henrot, *l'administration*
« *suffisamment organisée et armée avait été prévenue, elle*
« *aurait pu prendre des mesures efficaces et enrayer le*
« *mal.* »

Quelques temps après, un Bureau d'hygiène était fondé à Reims, qui, d'ailleurs, avait été devancé par Nancy et le Havre.

L'organisation adoptée au Havre et à Reims avait été calquée sur celle du bureau de Bruxelles, et on peut se faire une idée du fonctionnement de ces institutions en parcourant le compte rendu des opérations du bureau de Reims pour 1882, par le directeur, M. le docteur Langlet. Dans cet exposé auquel se trouvent annexés des tableaux démographiques fort curieux ; des données instructives y sont entre autres rapportées sur la marche de la natalité et de la mortalité. Sur ce dernier point, des recherches minutieuses ont permis au directeur d'établir une nomenclature de cent vingt-huit causes de décès.

Une remarque doit être recueillie dans ce rapport, c'est la mention des progrès incessants de la phtisie pulmonaire qui fait beaucoup de victimes.

La constatation des décès a été organisée plus sérieusement. La mission des médecins constatateurs ne s'est plus bornée, comme jadis, à vérifier la réalité des décès et à mettre le diagnostic présumé sur les feuilles de constatation. « Ils sont main-
« tenant obligés, rapporte M. Langlet, d'indiquer, en même
« temps que la maladie, les conditions dans lesquelles elle s'est
« développée, l'état du logement, des lieux d'aisances, des puits,
« de la famille, la profession et les conditions de travail. De
« plus, il a été demandé au médecin traitant le diagnostic réel
« de la maladie. »

« Cette information, ajoute M. Langlet, prise dans des con-
« ditions telles, qu'elle sauvegarde absolument la discrétion
« que tout médecin doit à son malade, nous est parvenue très
« régulièrement dans la grande majorité des cas. »

Des carnets à souche ont été adressés à tous les médecins de la ville, et, au moyen des bulletins à détacher qui ont été renvoyés avec le plus louable empressement par tout le corps médical rémois, une surveillance sévère a pu être exercée sur la marche des maladies régnantes : zymotiques, saisonnières ou autres.

Voilà donc d'excellents résultats obtenus par cette intelligente organisation : mais ils ne représentent qu'une partie des bons effets qu'il est permis d'en attendre ; car outre cela, de précieux renseignements que nous ne pouvons analyser ici sont donnés sur d'autres points également intéressants : établissements scolaires, hospitaliers, dispensaires, quartiers insalubres, etc.

Ces installations sanitaires étaient appelées à rendre d'importants services, nonseulement aux villes qui les avaient adoptées, mais encore à l'administration centrale par les renseignements qu'elles pouvaient lui transmettre.

Cependant le but poursuivi ne pouvait être atteint complètement sans l'adjonction d'un service de surveillance des denrées alimentaires : de là l'institution des laboratoires d'essais.

M. Lyonnais, conseiller municipal du Havre, s'exprimait ainsi devant ses collègues dans sa demande de création d'un laboratoire d'essais :

« La santé publique n'est pas seulement compromise par le
« développement des germes infectieux au milieu des agglomé-
« rations des villes, mais elle est encore exposée par les atteintes
« répétées et quotidiennes qu'elle subit, du fait des falsifications
« de plus en plus audacieuses auxquelles se livrent certains
« industriels dans la préparation des produits qu'ils jettent
« dans la consommation. »

A Paris, le laboratoire municipal, fondé en 1878, a accompli d'importants travaux et rendu d'immenses services à la population parisienne, on devrait même ajouter à la société tout entière, car depuis sa fondation, il s'est attaché à fixer, *par des analyses nombreuses, la composition moyenne des aliments les plus usuels, tels que le vin, le cidre, le lait, le beurre, le café, le chocolat, le vinaigre, etc.*

C'est ce qu'explique avec une grande clarté M. Girard, chef du Laboratoire, dans un exposé présenté au Préfet de police sur les opérations faites pendant l'année 1881.

On comprend tout de suite que ces premiers travaux vont devenir une source d'indications précieuses pour l'amélioration de la santé générale.

M. Girard énumère aussi les nombreuses questions étudiées par cet établissement :

Trichines; salicylage des matières alimentaires ; analyses des boues d'égout et matières des tinettes; verdissage des conserves par le cuivre ; sondures des boîtes de conserves; coloration des jouets, sirops, sucreries ; pompes à bière ; produits pharmaceutiques employés en parfumerie ; analyse de l'air des dortoirs de l'École d'Alfort, etc., etc.

Un autre mandat aussi utile que laborieux doit encore être rempli par les Bureaux d'hygiène : c'est le service de la statistique, science rendue intéressante par les Congrès internationaux d'hygiène de Bruxelles, Paris, Milan, Stockholm, etc., et par les remarquables travaux d'un grand nombre de savants.

Ces divers congrès ont démontré la nécessité d'échanger entre les peuples, dnns un intérêt général, tous les renseignements, toutes les observations ayant trait à l'état sanitaire et social ; une de leurs principales préoccupations fut donc de dresser des modèles de statistiques, qui devaient être acceptés partout où la civilisation a pu s'étendre.

Le chef du Bureau d'hygiène est l'agent tout désigné pour ce travail ; il a dans son rôle l'obligation de remplir les tableaux de statistiques, sur les naissances et décès, sur les observations météorologiques, sur le mouvement des hôpitaux ; son devoir est d'établir une enquête sur la morbidité pour chaque semaine, sur les enfants en nourrice; il lui faut relater les principales maladies, épidémiques ou contagieuses, etc.

Ces données statistiques nous sont particulièrement nécessaires en France, car il faut bien l'avouer, plus que partout ailleurs, nous avons un intérêt majeur à nous tenir au courant des faits qui contribuent le plus à modifier les conditions hygiéniques de la population. Depuis longtemps déjà, les statisticiens ont jeté le cri d'alarme et par des chiffres irréfutables, nous ont prouvé qu'un mouvement en décroissance semble vouloir se caractériser chez nous, tandis qu'une tendance en progression est constatée chez les États qui nous entourent.

Les comparaisons entre les divers peuples, établies et livrées à la publicité par les savants, indiquent nettement cette situation déplorable.

M. le Docteur Bertillon, qui est une autorité en pareille matière, nous apprend que la France comptait parmi les grandes puissances de l'Europe :

En 1700 à raison de 38 p. %.
En 1789   —   27 p. %.
En 1815   —   20 p. %.
En 1880 elle descend à 13 p. %.

En cherchant sur ce grand sujet les appréciations de nos voisins, on obtient la certitude qu'elles ne concordent malheureusement que trop bien avec celles qui ont été indiquées chez nous.

Des chiffres concluants sont énoncés dans un remarquable travail de M. Bodio sur le mouvement de la population en Italie, comparée aux principaux points de vue que comporte la question, à la plupart des États Européens.

Le premier point abordé par M Bodio est la fréquence des mariages par 1,000 habitants de 1874 à 1878.

Le rapport des mariages à la population est de :

8.2 pour l'Italie.
8.3 pour l'Angleterre.
8.7 pour l'Allemagne.
8 1 pour l'Autriche.
9.2 pour la Russie.
7.9 pour la France.

Nous occupons le dernier degré de l'échelle quant aux engagements matrimoniaux.

Le rapport des naissances à la population pour 1874-1878 est ainsi établi par 1,000 habitants :

Italie. . . . . . 36.7.
Angleterre . . . . 36.1.

Allemagne . . . . 40.9.
Autriche. . . . . 39.7.
Russie . . . . . 50.7.
France . . . . . 25.8.

La fécondité générale de la France est donc la plus faible de toutes; elle est même inférieure à celle de l'Irlande qui est de 26.6 et n'est que la moitié de la Russie.

Si nous passons à l'accroissement annuel par 1,000 habitants pour la même période, nous relevons les proportions suivantes :

Allemagne	10.6	Autriche-Hongrie	7.5.
Russie	9.9	Italie	7.1.
Royaume-Unis	9.2	France	2 3.

On remarquera non sans regret que, cette fois encore, la France occupe le dernier rang avec une différence très sensible entre elle et les autres États avec lesquels elle se trouve mise en parallèle.

Heureusement pour notre cher pays, il est permis de faire suivre ces renseignements défavorables de quelques chiffres plus encourageants. Avec M. Toussaint Loua, nous devons mettre en relief la statistique de M. Bodio sur le rapport des décès à la population en 1874-1878 par 1,000 habitants. Là, du moins, on peut puiser quelque consolation en pensant que si nous tenons un meilleur rang, c'est par suite des améliorations apportées à l'état sanitaire de la population, et qu'en persévérant, nous avons l'espoir de voir s'atténuer un jour le mouvement de recul qui afflige la France.

Les décès peuvent donc être représentés :

En Italie par 29.4.	En Autriche par 30.5.
Angleterre par 21.6.	Russie par 34.6.
Allemagne par 27.2.	France par 22.5.

Eh bien ! Messieurs, les travaux qui résulteront de l'organisation du Bureau d'hygiène dans tous les centres populeux, ne feront qu'affirmer et même augmenter cette atténuation du mal qui nous ronge. L'État s'est pénétré de l'importance et des effets à tirer de ces établissements, et a montré l'intérêt supérieur qu'il y apportait, en facilitant par une attache officielle l'exercice de l'une de leurs principales attributions : l'analyse des denrées alimentaires et la répression des falsifications auxquelles elles sont sujettes.

Le 27 septembre 1883, un décret instituait auprès du Ministre du commerce un Comité consultatif des laboratoires municipaux et départementaux, et faisait entrer dans la composition de ce Comité, des hommes dont la notoriété scientifique est universellement répandue :

MM. Wurtz, Pasteur, Brouardel, Grimaux et Armand Gautier.

Ce haut patronage ne peut qu'accélérer la création d'institutions que nous devons appeler de tous nos vœux. Déjà plusieurs grandes villes peuvent recueillir des fruits des sacrifices qu'elles n'ont pas hésité à s'imposer, et pénétrées des premiers avantages obtenus, ne tarderont pas à compléter leur œuvre.

La conclusion qui découle naturellement de ce travail : c'est de voir bientôt notre vieille cité picarde, que nous aimons tous, suivre l'exemple salutaire et fécond en résultats qui lui est offert autour d'elle.

Il est certain que la ville d'Amiens s'est laissé quelque peu distancer dans la voie du progrès en ce qui concerne l'hygiène et la salubrité. Pourtant, il faut ajouter, pour être juste, que de sérieux efforts ont été apportés à la solution de cette importante question. On doit reconnaître que pendant les vingt dernières années, des transformations nombreuses ont été appliquées sur tous les points intéressant la santé des habitants.

Quiconque, après une longue absence d'Amiens, entreprendrait un voyage d'observations à travers ses cinq cent trente-quatre rues, serait frappé des profondes et salutaires modifications qu'elles ont subies.

On ne verrait plus guère de ces chaussées fendues par un ruisseau infect, ne pouvant, par suite de pente insuffisante, conduire au dehors les eaux fétides qu'il recevait.

Combien de ruelles noires et boueuses, de cours sordides, d'impasses mal famées, on chercherait aujourd'hui en vain ?

Au grand avantage de la salubrité, tous ces foyers d'infection disparaissent peu à peu. Le dessous de la rue n'a pas été oublié non plus et un vaste réseau d'égouts débarrasse la ville de toutes les impuretés qui peuvent lui nuire.

En consultant la liste de ces ouvrages, on peut constater l'existence actuelle de 48 égouts principaux auxquels il faut ajouter de nombreux aqueducs à petite section se rattachant aux premiers.

La distribution des eaux a été également l'objet de nombreux efforts. En 1869, le service hydraulique envoyait 4,246 mètres cubes par jour à la ville et ses faubourgs qui comprenaient ensemble 12,432 maisons disposées en 400 îlots avec une population de 56,400 habitants.

Aujourd'hui, en même temps que la population qui s'est élevée à 67,841 habitants, sections non comprises, le volume d'eau à consommer, soit pour les besoins des particuliers, soit pour les besoins publics, s'est élevé à 6,100 mètres cubes par jour et est distribué au moyen de :

193 Bornes-fontaines.

3,565 Concessions par abonnement.

205 Bouches sous trottoirs.

50 Urinoirs à jet d'eau.

57 Bouches d'arrosage pour les boulevards et les squares.

L'inspection des viandes y est exercée très régulièrement et ce service est loin d'être une sinécure. Il n'est pas sans intérêt de mettre en évidence la quantité de viande inspectée et qui est absorbée annuellement par la population amiénoise. En 1882, par exemple, les inspecteurs des viandes ont examiné :

585,576 kilog. de viandes dépecées et introduites en ville par le colportage ; plus 43,602 têtes de bétail produisant un poids total de 7,284,748 kilog.

Il est nécessaire de rappeler en deux mots l'organisation de la médecine publique.

Parmi les divers services qui la composent, on peut mentionner brièvement :

Le service médical du Bureau de Bienfaisance qui est fait par huit médecins. Un dispensaire pour les syphilitiques et les psoriques ; le service spécial des écoles, lequel se compose de neuf médecins dont la mission est de visiter les établissements scolaires communaux. L'importance de ce service appelle encore l'énumération de quelques chiffres :

La population des établissements se répartit en :

17 écoles de garçons contenant 3,056 enfants.
18 écoles de filles — 3,322 id.
6 écoles maternelles — 1,451 id.

Soit. . 7,829 enfants confiés aux soins de neuf médecins.

Ce serait vraiment abuser de votre patience, Messieurs, que de m'appesantir sur ce sujet, il me paraît suffisant de vous rappeler tout le bien accompli par les hôpitaux, crèches et autres établissements de bienfaisance, pour vous donner une idée exacte de la situation sanitaire d'Amiens.

Toutes ces institutions constituent certes un ensemble de précautions suffisantes pour répondre aux exigences hygiéniques

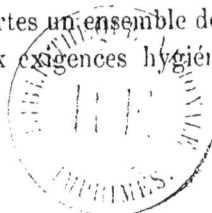

les plus pressantes. Mais, on ne saurait trop le répéter, elles ont l'inconvénient très grave de fonctionner à l'insu l'une de l'autre ; ne tirent de renseignements que de leur propre action, n'ont entre elles aucune relation qui faciliterait leur tâche.

C'est pourquoi, dans beaucoup de villes, où le danger de cet éparpillement des services sanitaires a été compris, on les a centralisés.

Imaginez-vous un chef de Bureau de l'hygiène publique installé à l'Hôtel-de-Ville, recevant à tout instant des renseignements de tous les services déjà organisés ; coordonnant le tout en un rapport destiné à indiquer la situation de chaque jour et signalant enfin les mesures à prendre dans n'importe quel cas ? Que de conséquences heureuses on ne tarderait pas à en voir découler !

De ce bureau, véritable champ d'études où viendront converger les indications de toute nature, sortiront bientôt les projets susceptibles de compléter notre organisation hygiénique.

Une véritable et sérieuse statistique pourra alors être entreprise.

Une inspection avec analyses régulières des denrées mettra un frein aux falsifications qui se pratiquent librement. On n'aurait, par exemple, plus à entendre parler de ces fameuses razzias que la police, armé du lactodensimètre ou du crémomètre, aussi impuissants l'un que l'autre, opère sur les laitières. Le lait, base de l'alimentation de l'enfance, mais origine de nombreuses maladies lorsqu'il est frelaté, serait, comme toutes les autres denrées, analysé dans un laboratoire, lequel serait un puissant moyen d'observations pour nos étudiants en médecine. Le Bureau d'hygiène, par les carnets des médecins, par les renseignements du service de voirie, appellerait bien vite l'attention de l'autorité sur les logements infects, encore trop nombreux à Amiens, et donnerait ainsi de sérieux éléments d'études à la Commission des logements insalubres.

On ne se rend pas compte généralement de la quantité de taudis, soupentes dans lesquels grouillent beaucoup de gens ; on ignore trop que parmi les 20,921 ménages abrités dans les 15,806 maisons, composant la ville d'Amiens, il en est qui couchent sur la paille dans un état complet de malpropreté.

M. Wolowski, à l'Assemblée nationale législative, qualifiait justement ces logements hideux si nombreux dans les grands centres, en s'écriant qu'ils « sont le laboratoire de la maladie, de la misère et souvent du vice et du crime. C'est par suite de ces logements insalubres, ajoutait-il, de leur influence délétère, que le budget s'accroît à l'article des hospices et des prisons ».

Au Bureau d'hygiène appartiendrait le droit d'établir une étuve à désinfection, pour purifier tous les objets ayant servi aux malades et détruire ainsi tous les éléments de contagion.

A Berlin, la désinfection non seulement des objets, mais aussi des logements est rendue obligatoire par un règlement strictement appliqué.

Le chef du Bureau d'hygiène de Bruxelles, de son côté, expose dans son rapport de 1881 que des mesures de désinfection telles que fumigation, lavage, ébullition des linges et literies, badigeonnages et autres moyens préservateurs d'épidémies ont été *d'office mis en œuvre dans deux cent vingt-neuf locaux* qui avaient été occupés par des personnes atteintes de maladies réputées contagieuses ou infectieuses.

On verrait aussi, avec l'installation du Bureau d'hygiène, la mise à exécution de la circulaire du 23 janvier 1881 du Ministre de l'intérieur, *recommandant* la création « de dispensaires pour les enfants malades afin de restreindre la mortalité qui les frappe ».

On éviterait aussi ces invasions subites d'épizooties dans les faubourgs et les sections, si fâcheuses pour l'alimentation des habitants et désastreuses pour l'agriculture. Chacun des gardes aurait pour devoir de transmettre les moindres renseignements sur les premiers indices de ce redoutable fléau.

Ce serait abuser de votre indulgence, Messieurs, que de prolonger la liste des améliorations dont un Bureau d'hygiène serait le point de départ.

Je termine donc ce trop long travail avec le ferme espoir de vous voir reconnaître avec moi que ce n'est qu'à condition de posséder une institution aussi utile, aussi humanitaire, que nous arriverons à une situation complètement satisfaisante.

Alors nous pourrons éviter ces trop nombreux décès dont se plaint M. le docteur Bax dans son rapport du 4ᵉ trimestre de 1883.

« Trop de décès de nouveau-nés par entérite ; trop de décès « par phtisie pulmonaire », s'écrie avec raison M. le secrétaire de la Société médicale d'Amiens en motivant cette mortalité par l'inobservance des règles hygiéniques.

Mais, au contraire, modification à notre avantage de la comparaison déjà favorable de la mortalité de notre ville avec les agglomérations semblables ;

Accroissement du bien-être dans la population ;

Relèvement physique et moral des générations qui nous suivront : nous contribuerons, enfin, à reconquérir le rang que notre cher pays occupait au-dessus de toutes les Nations de l'Europe, rang qu'il n'aurait jamais dû perdre.

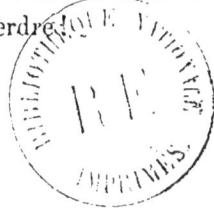

25.487. — Amiens, Imp. T. Jeunet.